QUELQUES

COMPLICATIONS CHIRURGICALES

DE LA GRIPPE

Par le Docteur E. POTHERAT, Chirurgien
des Hôpitaux de Paris

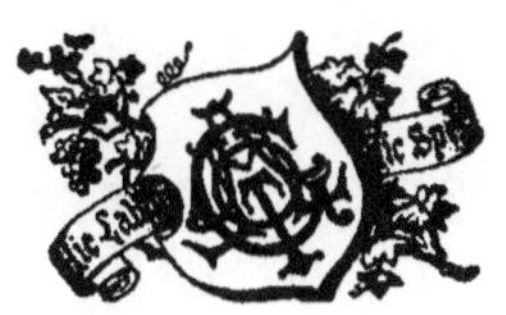

AUXERRE
IMPRIMERIE ET LIBRAIRIE ALBERT GALLOT, RUE DE PARIS, 47

1895

QUELQUES

COMPLICATIONS CHIRURGICALES

DE LA GRIPPE

Par le Docteur E. POTHERAT, Chirurgien
des Hôpitaux de Paris

Je ne veux pas retenir longuement votre attention sur les complications chirurgicales qui peuvent survenir au cours ou à la suite de la grippe, malgré le grand intérêt pratique d'un pareil sujet et la réelle importance de quelques-unes de ces complications qui, par elles-mêmes, peuvent entraîner la mort.

Cette question n'est d'ailleurs pas nouvelle pour vous et depuis la grande épidémie de 1889-90, elle a été exposée dans beaucoup de travaux et de nombreux faits ont été publiés.

Je me contenterai de vous signaler les plus intéressants parmi les cas que j'ai observés dans ma pratique en les accompagnant de quelques rapides réflexions. Un fait en ressortira, très net, que je mets de suite en relief, c'est que dans toutes ces complications, la suppuration joue le rôle capital ; soit que l'état général de l'organisme dans la grippe constitue une circonstance favorable à l'activité des microbes pyogènes, soit que la suppuration résulte directement de l'action nocive du pneumocoque. Cette action pyogène du pneumocoque est aujourd'hui hors de conteste, elle explique la fréquence des suppurations dans la grippe ; elle permet de comprendre aussi, connaissant la faible durée de vitalité de ce microorganisme, la facilité et la rapidité de la guérison avec retour *ad integrum*, dans quelques-unes de ces suppurations grippales.

Mais je n'insiste pas sur ces considérations d'ordre général et j'en arrive de suite aux faits particuliers.

J'ai observé et traité deux malades atteints de suppuration du tissu cellulaire ou des parties molles.

J'ai communiqué ici un de ces cas l'année dernière, il est relaté dans notre *Bulletin*, je le rappelle succinctement. C'est celui d'un homme déjà âgé, porteur depuis 5 mois mois environ et à son insu, d'un gros hématome de la paroi thoracique droite, consécutif à un violent traumatisme ayant déterminé une fracture de côté. Sous l'influence de la grippe, il survint une pleuro-pneumonie droite, et l'hématome, de son côté, suppura. On crut à un épanchement pleural ; on fit une ponction aspiratrice, on ramena du pus, et le diagnostic pleurésie purulente fut porté. Je fus amené à opérer et c'est alors que je trouvai l'hématome profondément caché dans le muscle grand dorsal et que la grippe avait fait suppurer. Les complications pulmonaires amenèrent la mort.

Le second cas est plus bizarre encore, et par lui-même il entraîna la mort. Il a trait à un homme de 54 ans environ et dont l'observation très détaillée a été publiée par les soins de son médecin, le docteur Veil, de Paris, dans la *France médicale* de 1894.

Voici, très rapidement résumés, les accidents présentés par ce malade, d'ailleurs bien portant habituellement et vigoureux : grippe, manifestations broncho-pulmonaires inquiétantes ; une amélioration paraît se faire, puis la fièvre se rallume, atteint 40° et un gonflement douloureux se manifeste à la partie dorsale du thorax. Ce gonflement s'accentue, devient œdémateux, bleuâtre, puis tendre et sonore à la percussion. En même temps, il s'étend sur le tronc et vers les lombes, surtout à gauche. Notre maître et ami, le docteur Huchard, est appelé en consultation, porte le diagnostic de phlegmon gazeux, et émet l'opinion qu'il a pu se faire une suppuration pulmonaire, propagée à la paroi thoracique ce qui expliquerait la présence de gaz.

Je suis appelé quelques heures plus tard, je trouve le malade couvert de sueurs froides, haletant, avec un pouls misérable, quasi mourant. Je n'ose pas intervenir. Pourtant le lendemain, le malade vit encore, la cafeine, les toniques ont un peu relevé son état général ; le pouls est plus fort, presque régulier ; ce que voyant, je pratique de grandes incisions qui donnent issue à un écoulement très abondant de liquide sero-purulent, mêlé de gaz. Tout le tissu cellulaire sous-cutané était sphacélé dans les 2[3 environ de la surface du tronc en arrière. Le travail inflammatoire n'avait d'ailleurs pas dépassé en profondeur le tissu cellulaire sous-cutané, ce qui excluait l'idée d'une origine pulmonaire. Il y eut d'abord une amélioration sensible et un relèvement des forces du malade, mais bientôt malgré des lavages antiseptiques abondants et fréquemment répétés, malgré les toniques les plus variés, malgré l'élimination d'énormes lambeaux de tissu cellulaire sphacélé, cet homme ne put subvenir aux frais d'une pareille suppuration et il succomba. — Ces vastes abcès qui rappellent ceux qu'on observe dans la fièvre typhoïde et dans les grandes infections de l'organisme sont heureusement rares ; car vous voyez quelle en est la gravité.

Les faits qu'il me reste à vous signaler, quoique graves dans leurs manifestations, auront un résultat beaucoup plus satisfaisant. Ce sont des faits, d'*otite suppurée* de l'oreille moyenne, de *pleurésie purulente*, et enfin de *polyarthrite suppurée.*

J'ai été appelé à traiter plusieurs cas d'otite moyenne suppurée. C'est une complication qui a été fréquemment observée pendant la grande épidémie que je rappelais tout à l'heure. Plus fréquente chez l'enfant, elle n'est pas rare chez l'adulte et l'adolescent. L'affection se termine souvent simplement après perforation volontaire ou spontanée du tympan et il ne reste qu'un peu de diminution de l'acuité auditive ; mais il peut survenir des complications mastoïdiennes ou pétreuses, et deux fois j'eus à intervenir dans ces conditions. Une fois chez un jeune homme de 15 ans, je vis la région mastoïdienne, rougir, gonfler, devenir œdémateuse. J'incisai jusqu'à l'os sans trouver de pus ; je perforai alors la mastoïde à la gouge et au maillet ; je donnai issue à du pus liquide et j'obtins une rapide guérison.

Le second malade était un jeune homme de 23 ans, employé de commerce. Au cours d'une otite suppurée survinrent tout à coup des phénomènes très inquiétants : violentes douleurs de tête, agitation, subdélire ou somnolence et vomissements. La région mastoïdienne ne présentait ni rougeur ni gonflement, pas même le *point douloureux* du sommet, qui manque si rarement. Mais les phénomènes fonctionnels étaient suffisants, à mon avis, pour commander une intervention et je fis la trépanation de l'apophyse mastoïde. L'autre était rempli d'un pus à la fois liquide et concret qu'il me fallut enlever à la curette. Dès le lendemain les accidents pseudo-méningitiques avaient disparu, et la guérison fut également très rapide et se fit sans fistule.

J'attire votre attention sur l'importance et la valeur séméiologique d'accidents semblables à ceux que je viens d'indiquer et survenant au cours d'une otite moyenne suppurée. Ils sont patognomoniques, d'une suppuration mastoïdienne ou sous-méningée, à ce point que si, dans mon cas, je n'avais pas trouvé de pus dans les cellules mastoïdiennes, j'aurais immédiatement ouvert la boîte crânienne elle-même un peu au-dessus, sûr d'y trouver du pus.

Les récentes discussions de la Société de chirurgie de Paris sur ce point spécial, ont pu vous éclairer sur les progrès qui ont été réalisés dans cette voie, au cours des dernières années.

J'en arrive maintenant aux faits de *pleurésie purulente* que j'indiquais tout à l'heure. J'ai pratiqué l'opération de l'empyème quatre fois pour des cas de pleurésie purulente consécutive à la grippe. Trois fois il s'agissait d'enfants; un petit garçon de 5 ans, un autre de 6 ans 1/2 et une petite fille de 8 ans. Le quatrième cas était celui d'une jeune femme de 25 ans. Deux fois l'épanchement siégeait à droite, deux fois à gauche et dans l'un de ces cas le cœur était considérablement refoulé. Dans tous les cas le pus était abondant, phlegmoneux, crémeux, un pus de bonne nature ou louable comme disaient nos anciens, sans odeur particulière. Tous quatre guérirent très rapidement en 3 à 5 semaines, sans fistule.

J'ai fait toutes ces interventions sous l'anesthésie chloroformique. J'y trouve grand avantage ; la dyspnée diminue, car l'appréhension est supprimée, on opère avec calme, posément, on incise plan par plan en voyant ce que l'on fait. L'anesthésie locale ne supprime pas l'anxiété du patient, ni les mouvements brusques.

Enfin j'incise toujours la plèvre, et ne la déchire pas à la sonde cannelée ; car ce déchirement décolle la plèvre, et met parfois à nu une surface costale. Enfin je lave avec des solutions de biiodure de mercure et je draine largement. Puis j'applique un pansement sec antiseptique ou aseptique.

Ces pleurésies grippales offrent ceci de particulier qu'elles sont d'emblée *suppurées*, sans passer par la période d'épanchement sérieux ; ce qui montre bien la tendance suppurative de l'affection. Mais elles guérissent facilement et rapidement par le traitement chirurgical, ce qui démontre la faible vitalité de l'agent infectieux.

Je terminerai enfin cette communication en rappelant devant vous, un cas de *polyarthrite infectieuse*, consécutif à la grippe et que j'ai publié il y a 3 ans devant le *Congrès de chirurgie*.

Il s'agissait d'un adulte qui, peu après une attaque d'influenza, fut pris de gonflement douloureux de plusieurs articulations. Ce gonflement fut pris d'abord pour du rhumatisme, mais il résista à tous les traitements médicaux. Quand j'observai le malade, une des articulations, la tibio-tarsienne gauche était encore gonflée et douloureuse, mais paraissait être en voie décroissante. Mais un genou et le poignet droit continuaient à gonfler ; la peau était tendue, luisante, une circulation collatérale y apparaissait, la température locale accrut. L'état général était mauvais, il y avait des frissons et une température à grandes oscillations, indice certain d'une suppuration existante ou imminente. J'ouvris ces deux articulations, elles étaient remplies d'un liquide sero-purulent, je lavai abondamment avec une solution de sublimé, enfin je fermai les articulations, *sans drainage*. Les suites furent tellement satisfaisantes, qu'*un mois* après l'intervention le genou et le poignet étaient complètement guéris, libres de leurs mouvements, tandis que 3 mois après il persistait de la raideur du cou de pied gauche qui n'avait point été ouvert.

Tels sont les quelques faits de suppuration d'origine grippale que je voulais vous communiquer.

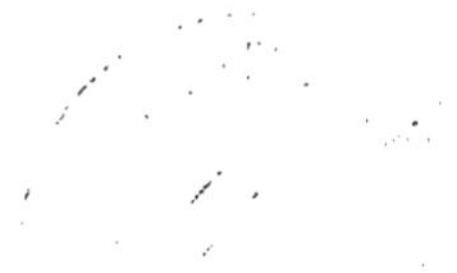

Auxerre. — Imprimerie Albert Gallot, rue de Paris, 47. — 12-95.

www.ingramcontent.com/pod-product-compliance
Lightning Source LLC
LaVergne TN
LVHW050519160826
845677LV00003B/1226

* 9 7 8 2 3 2 9 6 1 8 7 4 6 *